絵で見る！

患者さんのための一生使える
インプラントガイドブック

監著　原田和彦
著　安藤啓成　徳永耕一郎

Implant Fixture
Crown

クインテッセンス出版株式会社　2018

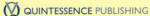

Berlin, Barcelona, Chicago, Istanbul, London, Milan, Moscow, New Delhi, Paris, Prague, São Paulo, Seoul, Singapore, Tokyo, Warsaw

目次

1章　インプラントの基本的な知識 5
- 1. インプラントとは？ 6
- 2. インプラントの歴史 7
- 3. インプラントのメリット 8
- 4. オッセオインテグレーションとは？ 10
- 5. インプラントの材質 11
- 6. インプラントの種類 12
- 7. インプラントの構造 13
- 8. インプラントの寿命 14
- 9. インプラントと天然歯の違い 15
- 10. ショートインプラントとは？ 16
- 11. HAインプラントとは？ 17
- 12. 日本国内の主力インプラントメーカー 18
- 13. インプラントの生産・輸入数量 20

2章　インプラント治療前の診査・診断 21
- 14. パノラマおよびデンタルX線写真とは？ 22
- 15. CT撮影および被曝線量 23
- 16. 診断用模型およびワックスアップとは？ 24
- 17. インプラント治療ができる年齢 25
- 18. 歯周病とインプラント 26
- 19. 歯根の感染とインプラント 27
- 20. 歯ぎしりとインプラント 28
- 21. インプラントと噛み合わせ 29
- 22. チタンアレルギー 30

3章　インプラント治療に必要な"骨" 31
- 23. 骨質の分類 32
- 24. 上顎の骨と下顎の骨の違い 33
- 25. 骨ができるまでの期間 34
- 26. 骨に必要な栄養素 35
- 27. 女性の閉経と骨粗鬆症 36

4章　インプラントの治療計画 37
- 28. 上部構造の種類 38
- 29. 前歯のインプラント 40
- 30. 総義歯・部分義歯とインプラント 41
- 31. インプラント治療に必要な解剖学 42
- 32. オールオン4 43

- 33. インプラントと天然歯との連結 44

5章　インプラント手術の流れと内容 45
- 34. インプラント治療の流れ 46
- 35. 手術当日、前日に注意すること 48
- 36. 手術時間 49
- 37. 静脈内鎮静法とは？ 50
- 38. 笑気麻酔とは？ 51
- 39. 手術後の注意事項 52
- 40. インプラント手術の痛み 54

6章　さまざまなインプラントの術式 55
- 41. 1回法と2回法 56
- 42. 抜歯即時埋入 57
- 43. コンピュータガイドシステム 58
- 44. サージカルガイド 59
- 45. 骨の造成 60
- 46. 歯肉の移植 61
- 47. ソケットリフト 62
- 48. サイナスリフト 63
- 49. 補綴主導型インプラント治療 64
- 50. 外科主導型インプラント治療 65
- 51. 患者主導型インプラント治療 66
- 52. フラップレス埋入 67
- 53. リッジプリザベーション(歯槽堤保存術) 68

7章　インプラントのメインテナンス 69
- 54. メインテナンス 70
- 55. インプラントの歯周病 72
- 56. 治療後の歯磨き 73

8章　インプラント治療に必要な書類 75
- 57. 必要な書類 76
- インプラント術前の確認事項 77
- 見積書 78
- 同意書 80
- インプラント手帳 82
- 保証書 84
- 医療費控除 85
- メインテナンス表 86

はじめに

　スウェーデンにあるイエテボリ大学のブローネマルク教授が作ったチタン製のインプラントは、近年の歯科界におけるもっとも大きな発見でした。

　そのおかげで「歯の健康寿命」が格段に伸びてきたとともに、インプラントは全身および精神面の健康維持においても大きな役割を果たしてきました。

　それまであって当然だと思っていた歯がなくなるということは、歯がなくなった人でないとわからない、辛いことです。私たちは、歯を失った人にも、インプラント治療によりお口の機能を以前と同じように回復させることで、より良き人生を楽しんでいただきたいと思っております。

　このインプラントガイドブックには患者様のインプラント治療に必要な基本的な知識が書かれており、さらに初診時の予定、治療内容、治療後のメインテナンスまであらゆる情報を記入することができます。どうぞ大切に保管し活用していただければ幸いに思います。

原田　和彦

1章　インプラントの基本的な知識

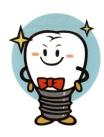

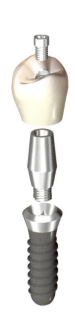

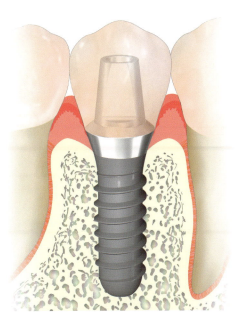

1. インプラントとは？

1章 インプラントの基本的な知識

　インプラント（Implant）とは、医学英語で「植立すること」を意味しており、一般的には体の中に埋め込むもの全般のことを指します。たとえば、心臓のペースメーカーや人工関節なども、インプラントのひとつです。歯がなくなったところに埋め込むインプラントは、正確にはデンタルインプラントといいます。（以降では「インプラント」はすべてデンタルインプラントを指します）

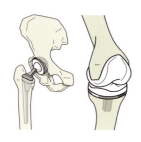

広義のインプラントのひとつである人工関節。

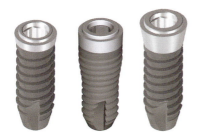

デンタルインプラントのひとつである、SPIインプラント。

医学英語で植立すること

人工関節画像提供：京セラ株式会社
SPIインプラント画像提供：株式会社モリタ

2. インプラントの歴史

　インプラント治療の歴史は古く、インプラントがある程度成功したと思われるものでは、7世紀のマヤ文明において、20歳台の女性の骨に、貝でできたインプラントが発見されています。このインプラントには歯石がついており、インプラント周囲に骨形成の跡も確認できています。

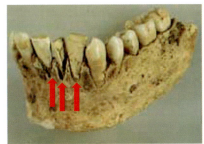

昔の人たちも、歯を取り戻すことの大切さを知っていたんだね

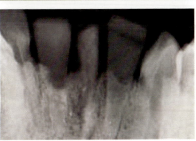

貝でできたインプラントを入れた顎の骨（赤矢印）とそのX線写真。

Anjard R. Mayan dental wonders. J Oral Implantol 1981;9(3):423-426.
寺本昌司, 山羽　徹, 奥野幾久, 平山富興（監著）. SAFE Troubleshooting Guide Volume1 機械・構造的合併症編. 他院からのインプラントトラブル患者レスキュー. 東京：クインテッセンス出版, 2016; 18.

3. インプラントのメリット

①自分の歯と同じように噛むことができる

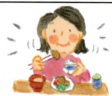

　インプラントは硬い顎の骨と結合するため、揺れたり動いたりしません。ですから、硬いものを噛んでも痛みを感じることなく、自分の歯があったときと同様にしっかり噛むことができます。

---

②口の中に異物感がない

　インプラント治療では、多くの場合固定性となり、取り外し式の入れ歯の床（ピンクの部分）がありません。
　そのため口の中では、元々自分の歯があったときと同じように感じ、異物感がないのです。

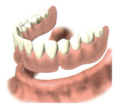

取り外し式の入れ歯。

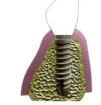

インプラント治療をした歯。

1章　インプラントの基本的な知識

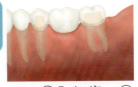

③隣の歯を削る必要がない

　歯を失った場合、そこを補う方法として、①入れ歯、②ブリッジ、③インプラントがあります。ブリッジは隣の歯を削る必要がありますが、インプラントであれば、隣の歯を削る必要がなく、歯を長持ちさせることができます。

 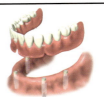

④オプションの種類が多い

　インプラント治療は、歯が1本欠けた場合からすべてなくなった場合まで、対応が可能です。
　インプラントを固定源として入れ歯を使用するなど、さまざまな形でインプラントを応用した治療が可能です。

 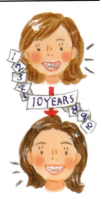

⑤長期間の使用が可能

　自分の歯に被せ物をしたときや、ブリッジを装着したときよりも、インプラントのほうが長持ちするとされています。ただし、そのためには定期的なメインテナンスが必要です。

1章　インプラントの基本的な知識

Torabinejad M,. Outcomes of root canal treatment and restoration, implant-supported single crowns, fixed partial dentures, and extraction without replacement: a systematic review. J Prosthet Dent 2007;98(4):285-311.
Morita M, Ishimura H, Ishikawa A, Koizumi K, Watanabe T. Causes of Failure of Various Types of Dental Restorations and Their Longevity. Journal of Dental Health 1995; 45(5): 788-793
歯科インプラント治療のための Q&A - 厚生労働省より引用・改変
萩原芳幸．特集　歯を失いはじめたかたにアドバイス．治療の選択肢どんなのがある？．nico 2017;7:13．
前田芳信．特集　1本からはじめる　ミドルエイジのインプラント入門．nico 2010;3:7．

1章 インプラントの基本的な知識

4. オッセオインテグレーションとは？

　現在、インプラント体の材料のひとつとして、チタンという金属が使用されています。1952年にスウェーデンのブローネマルク教授は、チタンが骨と結合することを発見しました。この結合のことをオッセオインテグレーションといいます。

　チタンは人体に馴染みやすく、体が拒絶反応を起こしにくい金属です。チタン表面を顕微鏡レベルでみると骨の細胞がチタンに絡みついている状態になっています。

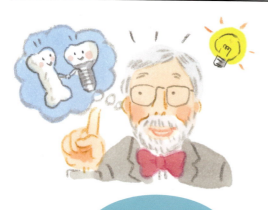

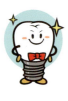

チタンが骨にくっつくからインプラントが固定されるんだ！

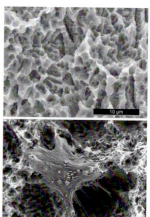

顕微鏡で見たインプラント体の表面

Brånemark PI. Osseointegration and its experimental background. J Prosthet Dent 1983;50(3):399-410.
画像提供：株式会社モリタ

5. インプラントの材質

　顎の骨に埋まっているインプラントは、純チタンやチタン合金、またはセラミック素材のジルコニアによって作られています。

　チタンはグレード1〜4に分類されており、グレード1はチタンの純度が高く骨と結合しやすく、グレード4は合金のため強度に優れています。

　チタンはアレルギーの出にくい金属ですが、極まれにアレルギーが出る場合もあります。その場合はジルコニア（非常に硬いセラミック）製のインプラントを使うことで、インプラントを入れることができます。

　ただし、チタンアレルギーの患者さんのために用意をしている医院もあります（日本では不認可）。

アレルギーが出にくい材料なんだ！

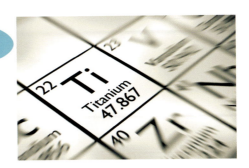

写真:antoine2k/123RF

1章 インプラントの基本的な知識

6. インプラントの種類

　インプラントは、構造の違いからツーピースタイプとワンピースタイプのものとに分けられます。

　ツーピースタイプは、インプラントの上にさまざまな土台（アバットメント）があり、インプラント本体の方向と被せ物の方向が異なる場合などに有利です。

　ワンピースタイプは、土台（アバットメント）が一体型で、インプラントの方向と被せ物の方向が一致している場合に利点があります。

どちらのタイプにも長所があるよ

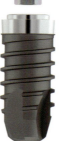
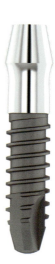

ツーピースタイプ（左）とワンピースタイプ（右）のインプラント本体。この上に歯の形をした被せ物をつける。

画像提供：株式会社モリタ

7. インプラントの構造

　ツーピースタイプのインプラントの基本的な構造は、上部構造（人工歯・被せ物）、アバットメント（上部構造を支える土台）、インプラント（人工歯根）の3つのパートから構成されます。
　ワンピースタイプの場合は、インプラントとアバットメントが一体化しています。

1章　インプラントの基本的な知識

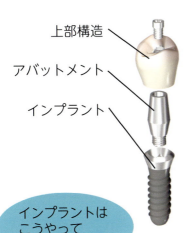

インプラントはこうやって埋まっているよ

インプラントの構造と顎に埋まっているインプラント。インプラント体までが骨に埋まっている。

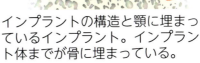

8. インプラントの寿命

インプラントの寿命に関しては、はっきりと明記した論文はありません。しかし、研究によると10〜15年の寿命（生存率：10〜15年後に使えている確率）は、**上顎で約90％、下顎で約94％**となっています。この結果は、天然歯に対する治療に比べるとかなり長い寿命といえます。

インプラント治療は、確実な治療法であることがすでに証明されています。

インプラントは10〜15年で90％以上使えるよ

レジン：
5.2年

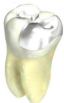
インレー：
5.4年

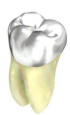
クラウン：
7.1年

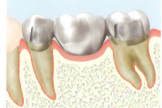
ブリッジ：
8.0年

インプラント以外の治療法の平均寿命。これらに比べ、インプラントは長い期間使うことができる。

Morita M, Ishimura H, Ishikawa A, Koizumi K, Watanabe T. Causes of Failure of Various Types of Dental Restorations and Their Longevity. Journal of Dental Health 1995; 45(5): 788-793.
歯科インプラント治療のための Q&A - 厚生労働省より引用・改変
中島康. 特集 インプラントを長持ちさせたい. nico 2012;1:8.
村松いづみ. 特集 せっかくするなら親子で楽しく! 子どものためのむし歯予防!. nico 2010;9:10-13.
萩原芳幸. 特集 ああ、歯根が割れた! 折れた!. nico 2012;6:13.

9. インプラントと天然歯の違い

　元々の自分の歯（天然歯）は、歯と骨との間に歯根膜があり、その膜があるおかげで、ものを噛んだときに圧力を感じることができます。しかし、インプラントには歯根膜がなく、骨と直接結合しているため、圧力を敏感に感じにくい傾向があります。

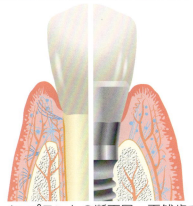

天然歯とインプラントの断面図。天然歯では歯の根と骨との間に歯根膜があるが、インプラントは骨と直接結合している。

自分の歯とインプラントはまったく同じというわけではないんだ

1章　インプラントの基本的な知識

Kim Y, Oh TJ, Misch CE, Wang HL．Occlusal consideration in implant therapy : clinical guidelines with biomechanical rationale. Coin Oral Implants Res 2005 ; 6(1) : 26-35.
中田光太郎，木林博之（監著）．岡田素平太，奥野幾久，小田師巳，尾野　誠，園山亘，都築 優治，山羽 徹（著）．エビデンスに基づいた ペリオドンタルプラスティックサージェリー　イラストで見る拡大視野での臨床テクニック．東京：クインテッセンス出版，2016 ; 163. より引用

10. ショートインプラントとは？

　ショートインプラントとは、長さが8mm以下の短いインプラントのことをいいます。現在では、インプラントが骨に結合しやすいよう、インプラント表面の粗さや特徴の研究がされているため、ショートインプラントは問題がないとの報告があります。

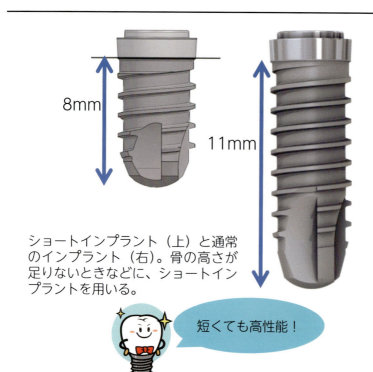

ショートインプラント（上）と通常のインプラント（右）。骨の高さが足りないときなどに、ショートインプラントを用いる。

短くても高性能！

Camps-Font O, Burgueño-Barris G, Figueiredo R, Jung RE, Gay-Escoda C, Valmaseda-Castellón E. Interventions for Dental Implant Placement in Atrophic Edentulous Mandibles: Vertical Bone Augmentation and Alternative Treatments. A Meta-Analysis of Randomized Clinical Trials. J Periodontol 2016;87(12):1444-1457.
画像提供：株式会社モリタ

1章　インプラントの基本的な知識

11. HAインプラントとは？

　HAインプラントとは、インプラント体の表面にHA（ハイドロキシアパタイト）をコーティングしたインプラントです。HAは骨の主成分でもあるので、骨との早い結合が得られるという特徴があります。

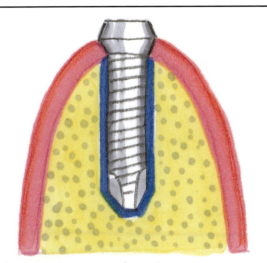

埋入されたHAインプラント。

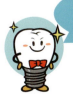

骨と同じ成分で
コーティングしているから
骨にくっつきやすいよ

McGlumphy EA, Peterson LJ, Larsen PE, Jeffcoat MK. Prospective study of 429 hydroxyapatite-coated cylindric omniloc implants placed in 121 patients. Int J Oral Maxillofac Implants 2003;18(1):82-92.

12. 日本国内の主力インプラントメーカー

これらのメーカーが主力だよ

No	インプラントシステム名	インプラントメーカー	生産国
1	IAT EXA	日本ピストンリング	日本
2	IS-Ⅱ active	和田精密歯研	韓国
3	アストラテック	デンツプライシロナ	米国
4	アルファタイト	ケンテック	日本
5	AQB	アドバンス	日本
6	SPI	モリタ	スイス
7	オガ	日本正則歯科医療学会	日本
8	オクタフィックス	ヨシオカ	日本
9	オステム	オステム	韓国
10	カムログ	アルタデント	スイス
11	キーストーンプリマ	白水貿易	米国
12	クリーンラントエスクリーン	プロシード	韓国
13	ジーシー	ジーシー	日本
14	Straumann	ストローマン	スイス

1章 インプラントの基本的な知識

インプラントYEAR BOOK 2017. 東京：クインテッセンス出版，2017.

No	インプラントシステム名	インプラントメーカー	生産国
15	スウェーデン&マルティナ プラマ	大信貿易	イタリア
16	スプラインHA	白鵬	米国
17	DIO	DIOデジタル	韓国
18	デンティウム	コアフロント	韓国
19	ネオス	ネオス	英国
20	バイオフィックス	松風	日本
21	BioHorizons Laser-Lok	カイマンデンタル	米国
22	BIOMET 3i	ジンマー・バイオメット・デンタル	米国
23	バイコン	バイコン	米国
24	PLATON	プラトン	日本
25	FINESIA	京セラ	日本
26	ブローネマルク	ノーベル・バイオケア	スイス
27	マイティス・アロー	ブレーンベース	日本
28	ミューワンHA	山八歯材工業	日本
29	メガジェンエニーリッジ	メガジェン	韓国
30	レガシー	インプラテックス	米国

1章 インプラントの基本的な知識

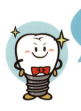

すべて厚生労働省から認可を受けたインプラントなんだ！

13. インプラントの生産・輸入数量

1章 インプラントの基本的な知識

平成25年薬事工業生産動態統計調査の結果では、平成15年と平成25年での歯科用インプラント材の生産・輸入数量を比較すると、10年間で約2倍になっていることがわかります。今後も数量が伸びていくことが予想されます。

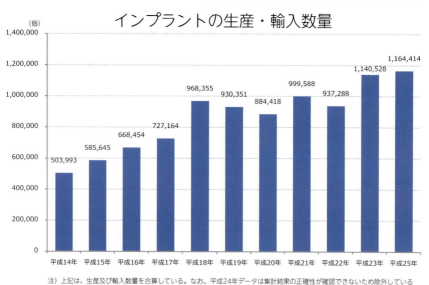

注）上記は、生産及び輸入数量を合算している。なお、平成24年データは集計結果の正確性が確認できないため除外している

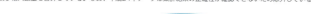
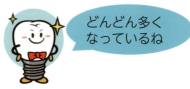

厚生労働省．歯科医師需給問題を取り巻く状況．より引用、改変
厚生労働省．薬事工業生産動態統計調査．

2章　インプラント治療前の診査・診断

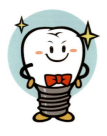

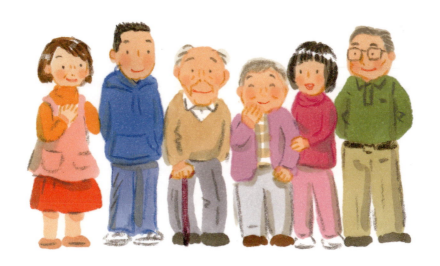

14.

パノラマおよびデンタルX線写真とは？

　パノラマX線は、歯だけではなく鼻腔、上顎洞、下顎管、オトガイ孔など、口の中全体を写すことができるX線です。
　デンタルX線は少数の歯について、もっとも鮮明に写すことができるX線です。

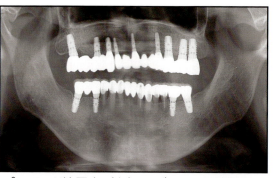 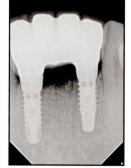

パノラマX線写真（左）とデンタルX線写真（右）。パノラマX線写真では、顎と顔面の一部を含めた全体を見ることができるが、1本1本の歯を細かく見るためには、デンタルX線写真が必要になる。

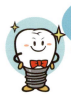

目的によって使い分けるんだ

15. CT撮影および被曝線量

　CT撮影により、X線画像を立体的にみることができるとともに、血管や神経の位置も正確に確認できるようになりました。

　しかし、CT撮影をする上で被曝線量が気になるかもしれません。実際には、医科用CTに比べると歯科用CTの被曝線量は、かなり低い線量です。

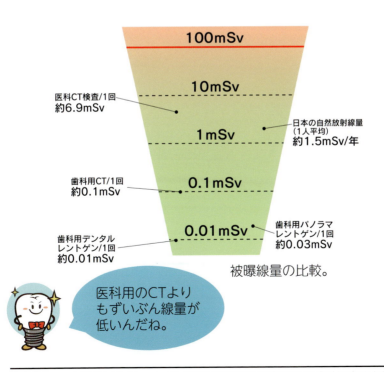

被曝線量の比較。

医科用のCTよりもずいぶん線量が低いんだね。

Koch G, Bergendal T, Kvint S, Johansson U, sditors. Consensus conference on Oral Implants in Yong Patients. Stockholm, Sweden 1996;Forlagshuset Gothic AB :125-133.
東京都歯科医師会. 歯科治療のX線撮影は安全です！. 東京都歯科医師会雑誌　2011；8：付録より引用・改変

16.

診断用模型およびワックスアップとは？

2章 インプラント治療前の診査・診断

　インプラント治療を始めるうえで、歯の型を取り、石膏模型を作って口の中の状態を見ると、最終的に作る歯の位置や形、噛み合わせの状態など、X線写真だけではわからないことが非常によくわかります。

　インプラントを骨の中のどの位置に埋入するかを決定するために、模型上でワックスを使って歯の形を作り（診断用ワックスアップ）、シミュレーションを行います。

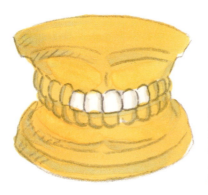

診断用模型。黄色い部分が石膏で作った模型で、灰色の歯は診断用ワックスアップのために作った歯。

模型を作ることで噛み合わせなどがわかるんだ！

17. インプラント治療ができる年齢

　インプラント治療を受けることができる年齢を判断するためには、顎の成長が完了していることが関係しています。現在、世界基準で決められている最小年齢は17歳です。

　一方で、高齢者であっても、全身の健康状態に問題がなければインプラント治療を受けることができます。

　念のために、全身的な健康診断を行ってからインプラント治療を受けましょう。

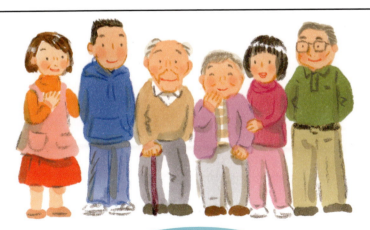

高齢者でも健康であれば大丈夫

Koch G, Bergendal T, Kvint S, Johansson U, sditors. Consensus conference on Oral Implants in Yong Patients. Stockholm, Sweden 1996;Forlagshuset Gothic AB : 125-133.

18. 歯周病とインプラント

インプラントの治療前には、歯周病の治療をしておきましょう。歯周病にかかっている状態でインプラントの治療を受けると、歯周病原菌がインプラントにも感染してしまうことがありますので注意が必要です。

2章　インプラント治療前の診査・診断

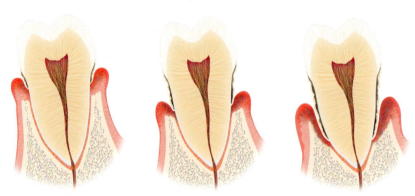

歯周病の進行。左から、軽度歯周炎、中等度歯周炎、重度歯周炎。

先に歯周病を治療して、安心してインプラントを入れよう！

伊藤公一．特集　今なら間に合う。ストップ！ザ・歯周病．nico 2011;9:10-11.
Swierkot K, Lottholz P, Flores-de-Jacoby L, Mengel R. Mucositis, peri-implantitis, implant success, and survival of implants in patients with treated generalized aggressive periodontitis: 3- to 16-year results of a prospective long-term cohort study. J Periodontol 2012;83(10):1213-1225.

19. 歯根の感染とインプラント

　インプラント予定部位の隣に、神経を取る治療をした歯がある場合、X線撮影によって、根の先端部分に病巣がないかを検査する必要があります。
　もし病巣がある場合は、根管治療をした上でインプラント治療を開始することが望ましいでしょう。

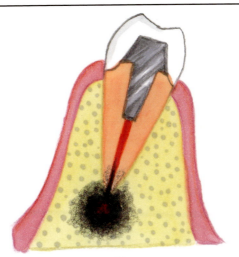

根の先端部分の病巣。

インプラントを入れる場所のほかに、周りの歯にも注意が必要なんだ

Reiser GM, Nevins M. The implant periapical lesion: etiology, prevention, and treatment. Compend Contin Educ Dent 1995;16(8):768, 770, 772 passim.

20. 歯ぎしりとインプラント

　インプラントは、ものを噛むときに加わる縦の力には強いのですが、揺さぶられる横の力には弱いといわれています。

　しかし歯ぎしりの癖がある方の場合は、どうしても横の力がかかってしまうことがあります。そのため、ナイトガード（眠っている間に歯や顎に加わる力を和らげるためのマウスピース）を装着して就寝したほうが良いでしょう。

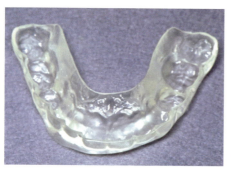

ナイトガード。寝ている間の歯ぎしりから歯や顎を守る。ハードタイプとソフトタイプがあり、自分に合ったタイプを選べる。

ナイトガードをつけて歯を守ってあげよう

Chrcanovic BR, Kisch J, Albrektsson T, Wennerberg A. Bruxism and dental implant treatment complications: a retrospective comparative study of 98 bruxer patients and a matched group. Clin Oral Implants Res 2017;28(7):e1-e9.

21. インプラントと噛み合わせ

　インプラント治療をするということは、歯がなくなっていることがほとんどでしょう。歯がなくなった状態が長く続くと、隣の歯や反対側の顎の歯がなくなった歯の方向へ移動する可能性があります。

　インプラント治療前には噛み合わせの診査も必要になります。

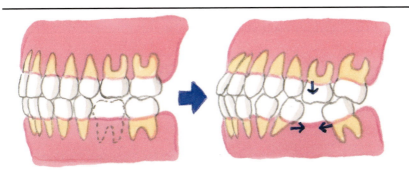

歯がなくなることによって起きる、周りの歯の移動。歯が移動すると、ものを噛んだときの力のかかり方などが変わり、周りの歯の寿命も縮める場合もある。

歯をなくしたままにしておくと、他の歯にまで悪い影響が出るんだ

22. チタンアレルギー

　インプラント体の材料のひとつであるチタンに対し、アレルギー反応を示す方は、数多くの論文から極まれであることがわかっています。これは、チタンが不動態被膜という膜に覆われており、金属アレルギーの原因となるイオンが溶け出しにくいからです。
　もし心配な場合は、事前に金属アレルギー検査（パッチテスト）を受けてみるといいでしょう。

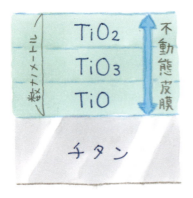

チタン表面の拡大図。表面が数ナノメートル程度の膜で覆われているため、イオンが溶け出しにくい。

チタンはアレルギーが起きにくいんだ！

Sicilia A, Cuesta S, Coma G, Arregui I, Guisasola C, Ruiz E, Maestro A. Titanium allergy in dental implant patients: a clinical study on 1500 consecutive patients. Clin Oral Implants Res 2008;19(8):823-835.

3章　インプラント治療に必要な"骨"

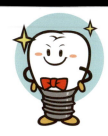

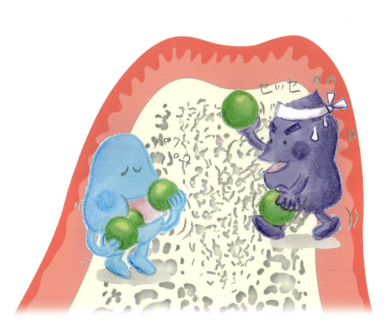

23. 骨質の分類

　インプラント治療時に関係してくる骨質は、LekholmとZarbという研究者によってType1〜4までの**4つに分類**されています。

　Type1は皮質骨（骨の表面部分にある、密度が高く硬い部分）が主体の硬い骨で、Type4は海綿骨（骨の内側にある、網目状の部分）が主体の柔らかい骨です。

　インプラント治療においてもっとも適しているのは、適度の硬さと柔軟性をもったTypeⅢといわれています。

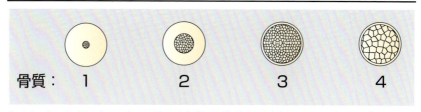

LekholmとZarbによる骨の性質の分類。外側の白い部分が皮質骨で、中心の網目状の部分が海綿骨。

人によって骨の性質に違いがあるよ

3章 インプラント治療に必要な"骨"

Leckholm U, Zarb GA. Patient selection and preparation. Tissue-integrated Prostheses 1985;199-209.
一般社団法人日本インプラント臨床研究会（編）．インプラントのための重要12キーワード・ベスト240論文　世界のインパクトファクターを決めるトムソン・ロイター社が選出．東京：クインテッセンス出版，2014；145．

24. 上顎の骨と下顎の骨の違い

　上顎の骨と下顎の骨とで大きく違うところは、その「硬さ」です。上顎骨の方が柔らかく、下顎骨の方が硬いのです。インプラントを入れたときに、骨に固定されている状態（初期固定）がしっかりしていれば、骨との結合の状態が良くなります。そのため、わずかですが下顎の方が、成功率が高くなります。

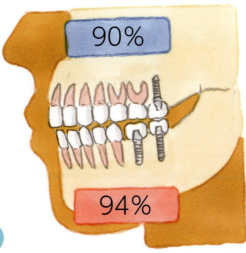

上顎と下顎のインプラントの10～15年後生存率。上顎では約90％、下顎では約94％が残るとされている。

下顎の骨の方が硬いんだね

厚生労働省．歯科インプラント治療のための Q&Aより引用・改変

25. 骨ができるまでの期間

　歯を抜いた穴の中に、完全に骨ができるまでの期間は、歯を抜いたときの骨へのダメージの状態によって異なりますが、通常は6ヵ月から1年程度といわれています。骨が確実にできたかどうかは、X線やCT撮影を利用して確認します。

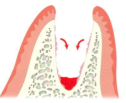
手術当日。歯を抜いた穴から血がしみ出る。

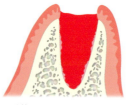
手術翌日。穴の中の血が固まり始める。

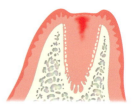
手術1週間後。

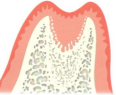
手術3ヵ月後。

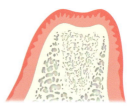
手術6〜12ヵ月後。

歯が抜けたところには時間が経つと骨ができるよ

26. 骨に必要な栄養素

　歯を抜いてから骨ができるまでの期間には、どんな栄養素をとるとよいのでしょうか。丈夫な骨を作るために必要な栄養素と、それが多く含まれる食品は以下のとおりです。これらの栄養素をバランスよく摂ることが大切です。

1．カルシウム
乳製品、煮干し、干しエビ、高野豆腐など

2．ビタミンD
きくらげ、シイタケなどのキノコ類、ウナギ、カレイなどの魚介類

3．ビタミンK
緑茶、海苔、ワカメ、ヒジキなど／日光を浴びる

4．マグネシウム
ヒジキ、ナッツ、大豆など

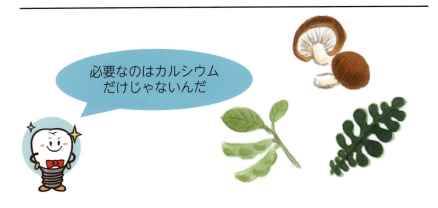

必要なのはカルシウムだけじゃないんだ

骨粗鬆症の予防と治療ガイドライン製作委員会（編）．骨粗鬆症の予防とガイドライン2015年版より引用・改変

27. 女性の閉経と骨粗鬆症

　女性の閉経期以降には、女性ホルモンとも呼ばれるエストロゲンの分泌が急激に減少します。エストロゲンは、もともと骨を壊す細胞（破骨細胞）の働きを抑制する役目があり、このエストロゲンが減るために破骨細胞の働きが盛んになり、骨の新生が追いつかないという現象が起きてしまいます。

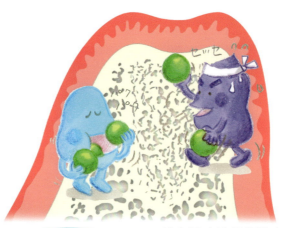

骨を壊す破骨細胞と骨を作る骨芽細胞。普段はバランスが取れているが、破骨細胞の働きが盛んになると骨芽細胞の働きが追いつかなくなり、骨がもろくなる。

骨の状態は常に変化しているよ

Zebaze RM, Ghasem-Zadeh A, Bohte A, Iuliano-Burns S, Mirams M, Price RI, Mackie EJ, Seeman E. Intracortical remodelling and porosity in the distal radius and post-mortem femurs of women: a cross-sectional study. Lancet 2010;375(9727):1729-1736.
坂本紗有見，小城明子．特集　ケアや食事、どうしてる？　矯正中のお悩み解決ガイド．nico 2016;10:7.

4章　インプラントの治療計画

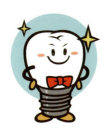

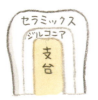
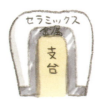
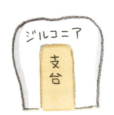
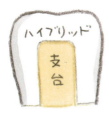
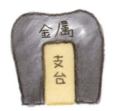
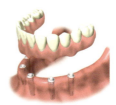

28. 上部構造の種類

　上部構造（被せ物）の種類には、以下のようなものがあります。

<オールセラミック>
　歯と同じ色合いのジルコニア（非常に硬いセラミック）のブロックを削り出して作ったフレームの上に、セラミックを焼き付けたものです。色調はもっとも天然歯に近く、審美的にも非常に優れています。

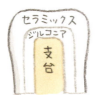
<オールセラミック>

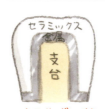
<メタルボンド>

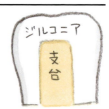
<フルジルコニア>

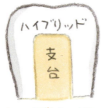
<ハイブリッド>

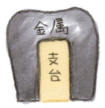
<金属>

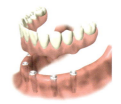
<義歯>

萩原芳幸. 治療を「よりよい治療」にするために. nico 2007;2:26.

<メタルボンド>
　薄い金属のフレームの上に、セラミックを焼き付けた被せ物です。天然歯と同様の色調です。

<フルジルコニア>
　歯と同じ色合いのジルコニア（非常に硬いセラミック）のブロックを削り出して作ります。セラミックの焼付を行わず、ブロック単体なので、奥歯など色合いよりも強度を重視する場合に使うことが多いです。

<ハイブリッド>
　セラミックとレジン（医療用プラスチック）を混合した材料です。費用を抑えたいときに使うといいでしょう。

<金属>
　奥歯のあまり見えないところであれば、金属を使う場合もあります。欠けたりしないというメリットがあります。

<義歯>
　インプラントを使って固定する、取り外し式の入れ歯です。オーバーデンチャーといいます。

4章　インプラントの治療計画

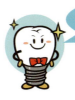

たくさんの種類から自分に合ったものを選べるね

29. 前歯のインプラント

　前歯にインプラントを入れる場合は、審美性を重視する必要があります。歯を抜くと、その部分の顎骨や歯肉が薄くなり、自然さを再現できないことがあるため、治療後の審美性確保のために、骨や粘膜の移植を行うことが多くあります。
　インプラント治療のなかでも難易度の高い治療のひとつとなり、高度な技術と知識が必要になります。

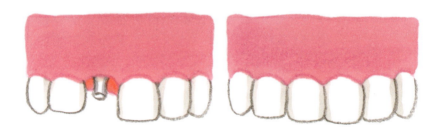

前歯部インプラントを入れる前（左）と入れた後（右）。

きちんと治療をすれば、自分の歯と同じきれいな見た目に戻せるよ

4章　インプラントの治療計画

30. 総義歯・部分義歯とインプラント

総義歯（歯がまったくない人のための入れ歯）および部分義歯（部分的に歯がない人のための入れ歯）において、義歯を固定するためにインプラントを用いることもできます。インプラントによって義歯を固定し支えることで、噛む力が増し、発音や食事もしやすくなります。論文でも、インプラントを用いたほうが、満足度が高いことがわかっています。

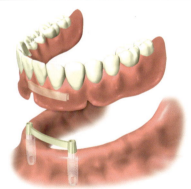
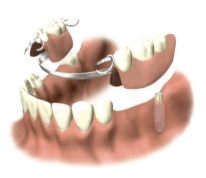

インプラントを利用した総義歯（左）と部分義歯（右）。

入れ歯を入れるときも、インプラントは役に立つんだ

Fein J, Carlsson GE(ed). Implant overdentures : the standerd car of edentulous patients. Carol Stream, IL : Quintessence Publishing,2003.
前田芳信．特集 1本からはじめるミドルエイジのインプラント入門．nico 2010;3:15.

4章 インプラントの治療計画

31. インプラント治療に必要な解剖学

上顎洞
　上顎の小臼歯から大臼歯の上にある空洞で、耳鼻咽喉科領域では副鼻腔といわれる箇所です。上顎洞内は上顎洞粘膜（シュナイダー膜）で覆われています。

下顎管
　下顎の小臼歯から大臼歯の下にある、血管と神経を含んだ太めの管です。この部分を避けてインプラントを埋入します。

オトガイ孔
　下顎管内の血管と神経が下顎骨から出てくる孔です。オトガイ孔は複数存在することもありますので、手術のときにはCT撮影で詳しく検査する必要があります。

自分の体についても知っておこう

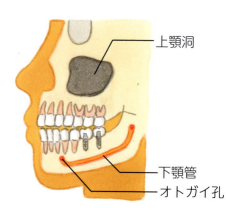

上顎洞、下顎管、オトガイ孔の位置。インプラント治療をするときには、これらを傷つけないように注意して行う。

32. オールオン4

　オールオン4とは、すべての歯を失った上顎または下顎に、それぞれ4本という少数のインプラントを入れて上部構造を固定する方法として生まれました。
　治療費や体への負担を減らした低侵襲な治療法です。骨の状態によっては、5〜6本にインプラントを増やして行うこともあります。

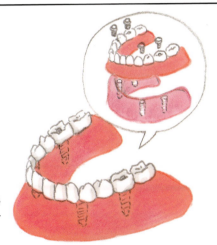

下顎に4本のインプラントを入れたオールオン4。

少ない本数のインプラントでものを噛めるようにする治療方法だよ

de Bruyn H, Collaert B, Lindén U, Björn AL. Patient's opinion and treatment outcome of fixed rehabilitation on Brånemark implants. A 3-year follow-up study in private dental practices. Clin Oral Implants Res 1997;8(4):265-271.

33. インプラントと天然歯との連結

　インプラントと天然歯との連結は、以前は数多く行われていましたが、現在ではインプラントもしくは天然歯のどちらかが早くに喪失してしまうことがわかっており、推奨されません。

　インプラントは噛む力が加わっても動きませんが、天然歯は力がかかると若干動きます。インプラントと天然歯の連結は、加わる力に対するこのわずかな変位量の違いが問題になり、インプラントに負担がかかりやすくなるのです。

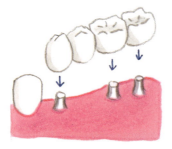 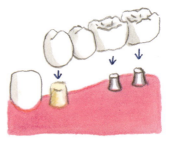

インプラント同士の連結（左）とインプラントと天然歯の連結（右）。

連結の仕方に気をつけて
インプラントを長持ちさせよう

Lang NP, Pjetursson BE, Tan K, Brägger U, Egger M, Zwahlen M. A systematic review of the survival and complication rates of fixed partial dentures (FPDs) after an observation period of at least 5 years. II. Combined tooth--implant-supported FPDs. Clin Oral Implants Res 2004;15(6):643-653.
Pjetursson BE, Tan K, Lang NP, Brägger U, Egger M, Zwahlen M. A systematic review of the survival and complication rates of fixed partial dentures (FPDs) after an observation period of at least 5 years. Clin Oral Implants Res 2004;15(6):625-642.

5章　インプラント手術の流れと内容

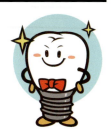

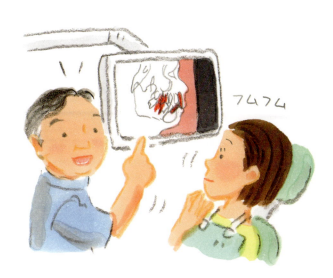

34. インプラント治療の流れ

1．カウンセリング

治療内容、費用、期間、手術の手順や術後の痛みなどについて、疑問に思うことを遠慮なく聞いてみましょう。治療前に不安をなくすことが大切です。

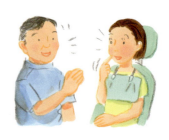

2．検査

インプラントの本数に関係なく、口の中全体の検査が必要です。X線撮影、CT撮影、歯の型取り、写真撮影などに加え、歯周病の検査もこのときに行います。

3．診断

検査結果をもとにインプラントの長さや太さを決定し、どのように治療を進めていくのかを決める大切な過程です。骨や粘膜が不足している場合、移植の必要性についてもここで決定します。

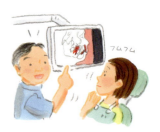

4．治療と費用の説明と決定

　インプラント治療にはさまざまな種類の治療法、数多くのアバットメントや上部構造があります。治療内容を理解し、費用の説明を受けましょう。

5．手術前処置

　手術前に、口の中全体のクリーニングを行います。虫歯や歯周病がある場合は、治療しておいたほうがいいでしょう。特に重い歯周病の場合は、歯周病の治療を優先して行います。

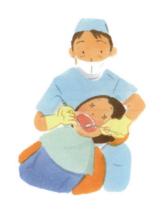

6．インプラントの手術

　インプラントの手術がとても怖く、緊張してしまうという方や、高血圧や不整脈など全身疾患のある方には、静脈内鎮静法や笑気麻酔がおすすめです。

7．インプラントと骨との結合期間

　結合までにかかる期間は、骨の状態が良ければ2ヵ月ほどですが、骨の状態が悪かったり骨の造成を行ったりすると、6ヵ月以上かかる場合もあります。

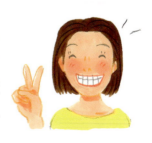

5章　インプラント手術の流れと内容

35.

手術当日、前日に注意すること

5章 インプラント手術の流れと内容

　手術中は口を開けたままの状態になりますので、口が大きく開くか、上を向いて口に水を貯められるかチェックしましょう。また、手術中は鼻で呼吸することになるため、鼻呼吸できるかどうかも調べておきましょう。きちんと鼻呼吸をするために、風邪をひかないよう注意が必要です。

　また、「血液がサラサラになる薬」（抗血栓薬など）を服用している場合は、手術前に主治医の先生に相談しましょう。

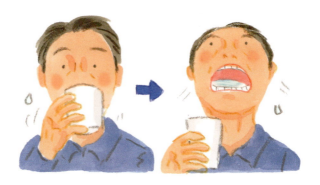

口を開けて水を入れて、鼻呼吸できるか確かめよう

36. 手術時間

インプラント手術にかかる時間は、1本のインプラントを入れる手術であれば、およそ1時間ほどです。インプラントを入れる本数に応じて時間は長くなり、骨や粘膜の状態によっても時間が長くなることがあります。詳しくは担当医に聞いてみましょう。

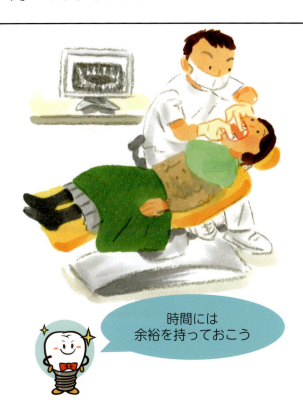

時間には余裕を持っておこう

37. 静脈内鎮静法とは？

　静脈内鎮静法とは、インプラント手術時の不安や緊張した状態を解くため、鎮静薬を用いてリラックスさせ、快適で安全に治療を受けられるようにする方法です。

　麻酔科医によって行われ、点滴により静脈内に薬が入っていくと、徐々にリラックスして眠くなっていきます。基本的には「うとうと」としている状態で治療が進みます。完全に意識がなくなる全身麻酔ではないので、呼びかけにより応答することができます。

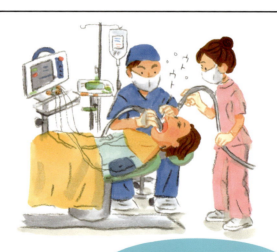

リラックスして手術を受けられるよ

38. 笑気麻酔とは？

　笑気麻酔では、笑気30％、酸素70％の混合ガスを鼻から吸います。笑気麻酔は局所麻酔の効果を高め、気分がリラックスし、不安や緊張感が軽減します。ふんわりしたホロ酔い気分という感じです。意識はあるため、治療していること自体は覚えています。静脈内鎮静法よりも効果は弱いのですが、手術時のストレスは大きく軽減されます。

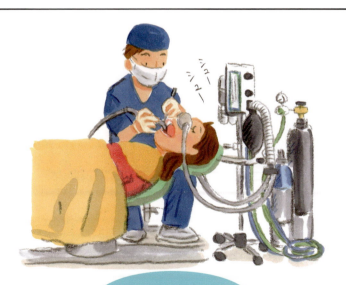

治療のストレスは少なくしよう

河合峰雄. 特集 麻酔を味方に！ リラックス治療. nico 2013:3;14-15.

39. 手術後の注意事項

感染

もっとも注意が必要なことは、「感染しない」ということです。手術後は糸で縫われていますので、舌や食物、歯ブラシなどが当たって糸が取れないように注意してください。

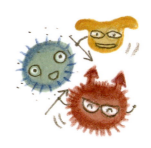

痛みや腫れ

通常、痛みや腫れは手術後2〜3日がもっとも強く、1週間程で落ち着いてきます。痛みが出たときには濡れたタオル等で冷やすことが効果的ですが、冷やし過ぎには注意しましょう。

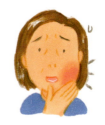

出血

手術後の出血が翌日まで続くこともありますが、微量であれば心配はいりません。しかし、出血が多い場合はすぐに主治医に連絡してください。また、うがい薬や水などでの強いうがいは避けてください。

食事

　手術後一週間は、固いものが傷に当たらないよう、なるべく柔らかい食べ物（麺類、お粥、スープ、栄養剤ゼリーなど）を摂るようにしましょう。

歯磨き

　手術部位は傷が開きやすい状態ですので、歯ブラシが当たらないよう気をつけてください。また手術後1週間程度は歯磨剤の使用を控えた方がいいでしょう。手術部位はうがい薬で消毒しましょう。

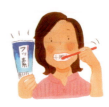

入浴

　手術後2〜3日（痛みや腫れがある間）は入浴を避け、シャワーを浴びる程度にしてください。また、過激な運動も避けるようにしてください。

アルコール

　アルコールは、術後の炎症を強めます。手術後2〜3日（痛みや腫れがある間）はアルコール摂取を控えましょう。

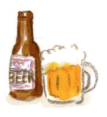

薬

　薬は医師の指示通りに服用してください。特に、抗生物質は途中で止めると逆効果になることがあるため注意が必要です。

40. インプラント手術の痛み

　インプラント手術時は局所麻酔（手術部位の近くだけに効果がある麻酔）をするため、痛みを感じることはありません。
　また手術後の痛みは歯を抜いたときの痛みとほとんど同じ程度ですので安心してください。心配であれば、念のため早めに痛み止めの薬を飲んでおきましょう。

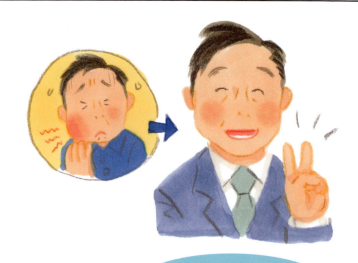

早めに痛み止めを飲んでおこう！

6章　さまざまなインプラントの術式

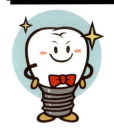

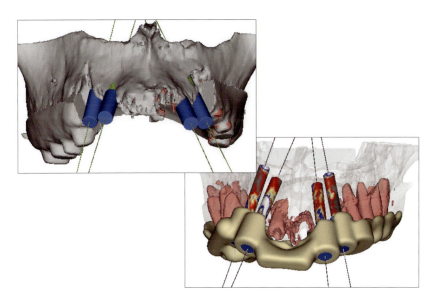

41. 1回法と2回法

インプラントの手術には1回法と2回法があります。

1回法は、インプラントを埋入した後、その上に背の高いキャップを被せます。そのキャップが歯肉の上に出ますので手術後は粘膜（歯肉）からキャップが見える状態となります。

2回法は、インプラントを埋入した後、その上に背の低いキャップを被せるため、キャップが歯肉の中に入っている状態となります。2回法で手術を行った場合には、術後にもう一度、背の高いキャップに交換するための二次手術が必要になります。

6章 さまざまなインプラントの術式

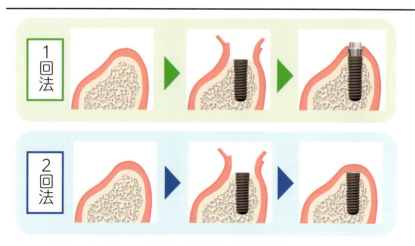

1回法（上段）と2回法（下段）の手術の流れ。

中田光太郎. 特集 40代からのインプラント入門. nico 2018;1:16-17.

42. 抜歯即時埋入

　歯を抜いてすぐにインプラントを埋入する方法です。歯を抜いた後、骨ができるまで待つ必要がありません。期間が短縮できるだけでなく、骨や粘膜が退縮しにくいなど多くのメリットがある方法です。

　しかしこの方法を選択するためには、歯の周りに十分な骨があること、感染が少ないことなどいくつかの条件が必要となるため、すべてのケースに適応できる方法ではありません。

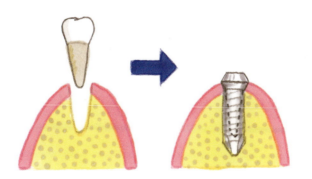

抜歯後即時埋入では、抜歯をしたその日のうちにインプラント体を入れる。

治療期間が短く済むんだ

Schulte W, Kleineikenscheidt H, Lindner K, Schareyka R. The Tübingen immediate implant in clinical studies. Dtsch Zahnarztl Z 1978;33(5):348-359.

43. コンピュータガイドシステム

　コンピュータガイドシステムはインプラントを正確な位置で埋めるための三次元画像解析ソフトを用いた診断ツールです。インプラントを埋める場所を歯の模型とCT画像を基準に決定し、それを元にサージカルガイドを作成します。これによってコンピュータ上で診断した位置に正確にインプラントを埋入することができます。

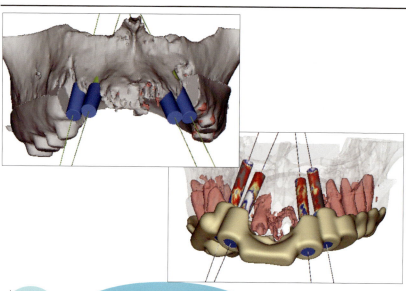

インプラントを
正確に入れられるよ

44. サージカルガイド

　サージカルガイドは、インプラント埋入手術時に使用するもので、事前に行ったシミュレーション通りの位置と方向に**インプラントを埋入できるように誘導するためのプラスチックプレート**です。コンピュータによる分析とほぼ同じ位置に埋入することができるため、より安全で確実な手術が可能となります。

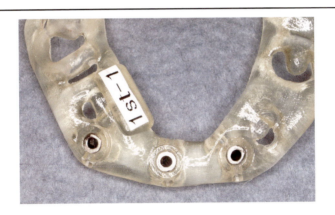

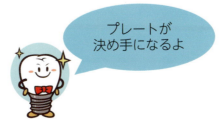

プレートが決め手になるよ

45. 骨の造成

骨造成とは、不足している骨の高さや幅を補うための方法です。歯が抜けてしまうと、支えていた骨は痩せて少なくなります。インプラント周囲に十分な骨の量がない場合は、骨造成法のひとつである骨再生誘導法などを用いて、骨を作る必要があります。

人工骨材料や採取した自分の骨を不足した箇所に補い、メンブレンという人工の膜で保護することによって、失った骨を再生することができます。

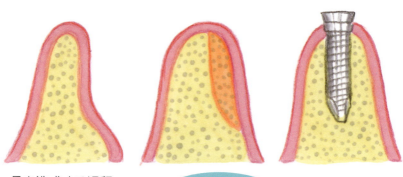

骨を造成する過程。

骨が足りなくても
インプラントを
入れられるんだ！

Nyman S, Lindhe J, Karring T, Rylander H. New attachment following surgical treatment of human periodontal disease. J Clin Periodontol 1982;9(4):290-296.
Dahlin C, Linde A, Gottlow J, Nyman S. Healing of bone defects by guided tissue regeneration. Plast Reconstr Surg 1988;81(5):672-676.

46. 歯肉の移植

　インプラント治療では、粘膜（歯肉）が足りないということもあります。粘膜が足りないと、審美性が悪くなるだけでなく感染リスクも高くなります。

　結合組織移植は、そのようなときに口の中の他の箇所から粘膜の中にある結合組織を採取して、足りない部分に移植する方法です。前歯部においては、審美的に有利な結果をえるため、積極的に行われています。

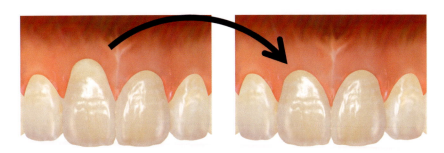

前歯に結合組織移植を行ったときの手術前・手術後。歯肉の高さを他の歯と自然に合わせることができる。

インプラントを入れると、噛めるようになるだけじゃなくて、見た目も綺麗になるんだ！

Edel A. Clinical evaluation of free connective tissue grafts used to increase the width of keratinised gingiva. J Clin Periodontol 1974;1(4):185-196.
廣瀬哲之. 特集 歯周形成外科できれいな歯ぐきを取り戻す!. nico 2010;8:11.

47. ソケットリフト

　ソケットリフトおよびサイナスリフトは、上顎の臼歯部において骨の厚みが少なく、インプラントの埋入箇所の上顎洞までの距離が足りない場合に用いる骨造成法です。

　ソケットリフトは、インプラント埋入のために開けた穴から、特殊な器具を用いて上顎洞の粘膜を持ち上げ、その部分に人工骨材料を移植します。こうすることで、十分な骨の高さと量を増やすことができるのです。

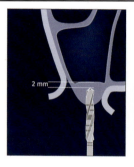 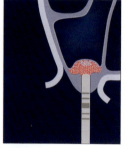 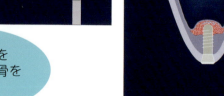

インプラントを入れるための骨を作るよ

Summers RB. A new concept in maxillary implant surgery: the osteotome technique. Compendium 1994;15(2):152, 154-156, 158 passim; quiz 162.
勝山英明, Jensen S. 4 上顎洞底挙上術の治療オプション. In:Chen S, Buser D, Wismeijer D(編). 黒江敏史, 上浦庸司, 勝山英明, 船越栄次(監訳). ITI Treatment Guide Volume 5 上顎洞底挙上術. Berlin:Quintessence Publishing Co, Ltd, 2013;48.

48. サイナスリフト

　サイナスリフトは、上顎臼歯部の骨の厚みが非常に少なく、ソケットリフト法よりも多く骨を作る必要があるときに用いる方法です。上顎骨の横から窓のような穴を開け、上顎洞の粘膜を剥離して持ち上げ、空洞となったスペースに人工骨材料を入れて骨をつくります。サイナスリフトは、ソケットリフトよりも手術の侵襲が大きいため、術後の安静とケアが特に重要になります。

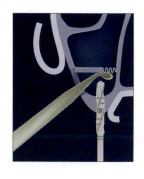
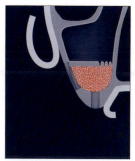
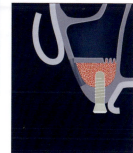

より多くの骨を作るための方法だよ

Boyne PJ, James RA. Grafting of the maxillary sinus floor with autogenous marrow and bone. J Oral Surg 1980;38(8):613-616.
勝山英明, Jensen S. 4 上顎洞底挙上術の治療オプション. In:Chen S, Buser D, Wismeijer D(編). 黒江敏史, 上浦庸司, 勝山英明, 船越栄次(監訳). ITI Treatment Guide Volume 5 上顎洞底挙上術. Berlin:Quintessence Publishing Co, Ltd, 2013;52.

49. 補綴主導型インプラント治療

補綴主導型インプラント治療は、最終的な上部構造（補綴物）の位置や形態、噛み合わせから判断して最良な位置にインプラントを配置させようとする治療法です。上部構造の直下に必ずしも骨や粘膜が十分にあるとは限らないため、不足している場合は骨や粘膜を移植する必要があります。

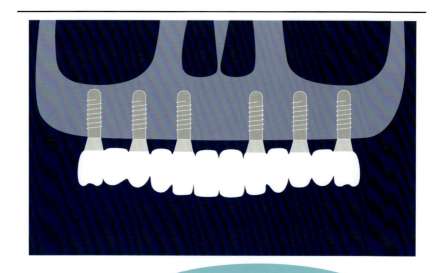

作り物の歯を主体に考える治療法だよ

Gallucci GO. 高橋賢, 田中倫子, 大須賀敬悟, 渋川義宏, 山田了（訳）. 5章 適切な荷重プロトコールの選択のためのガイドライン. In:Wismeijer D, Buser D, Belser U（編）. 勝山英明, 船越栄次（監訳）. ITI Treatment Guide Volume 4 インプラント歯学における荷重プロトコール 無歯顎患者. 東京：クインテッセンス出版, 2010；78.

50. 外科主導型インプラント治療

　外科主導型インプラント治療は、極力骨があるところにインプラントを埋入することを優先する治療法です。この治療法は、上部構造を制作するうえで必ずしもインプラントを理想的な位置に埋入できるとは限らないため、角度補正などが必要な際には、アバットメントや上部構造で対応します。

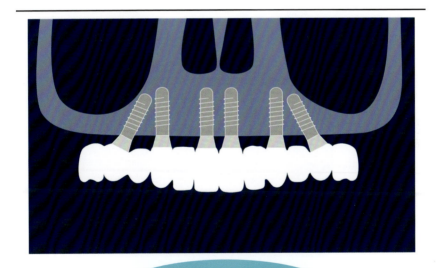

残っている骨を主体に考える治療法だよ

Casentini P, Wismeijer D, Ciapasco M. 太田幹夫, 伊藤明代, 藤田貴久, 山本茂樹, 山田了（訳）. 4章　無歯顎歯列弓に対する治療法の選択肢. In:Wismeijer D, Buser D, Belser U（編）. 勝山英明, 船越栄次（監訳）. ITI Treatment Guide Volume 4　インプラント歯学における荷重プロトコール　無歯顎患者. 東京：クインテッセンス出版, 2010；70.

51.

患者主導型インプラント治療

　手術による負担の大きさ、治療期間、治療費などの要素について、患者さんとコミュニケーションを取りながら決めていく治療法です。2000年代になってから導入されるようになった、もっとも新しい考え方です。

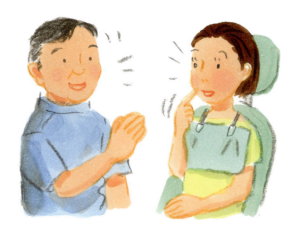

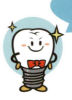

わからないことは
なんでも聞いてみよう

52. フラップレス埋入

　フラップレス埋入は、粘膜下の骨の状態、神経、血管の位置が正確に把握され、骨の中にインプラントが完全に埋め込まれると判断された際に、最小限のパンチング（粘膜を丸く小さくくり抜く方法）のみでインプラントを埋入する、手術後の痛みや腫れが少なくなる手術方法です。

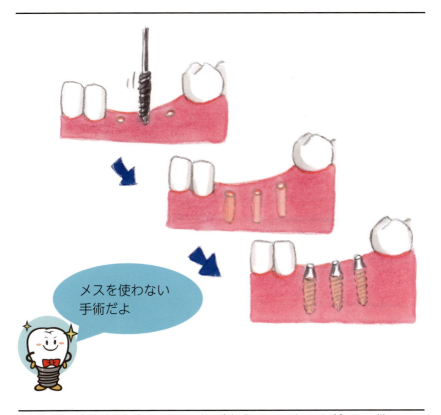

メスを使わない手術だよ

Azari A, Nikzad S. Flapless implant surgery: review of the literature and report of 2 cases with computer-guided surgical approach. J Oral Maxillofac Surg 2008;66(5):1015-1021.

53. リッジプリザベーション(歯槽堤保存術)

　歯は抜かれると、残された穴（抜歯窩）の骨と粘膜は次第に退縮し、痩せ細っていきます。骨と粘膜が痩せてしまうと、インプラントを埋入することが難しくなったり、審美的な結果を得ることが難しくなったりします。なるべく歯槽堤（骨と粘膜）を温存させるために、人工骨材料やコラーゲンスポンジなどを入れ、歯槽堤の吸収を抑制しようとする治療法をリッジプリザベーションとよんでいます。

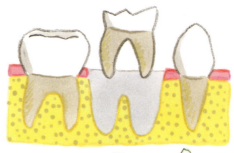

骨と粘膜が残っていた方が、インプラントを入れる手術をしやすいよ

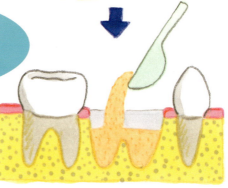

Landsberg CJ, Bichacho N. A modified surgical/prosthetic approach for optimal single implant supported crown. Part I--The socket seal surgery. Pract Periodontics Aesthet Dent 1994;6(2):11-17.

7章　インプラントのメインテナンス

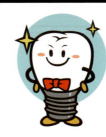

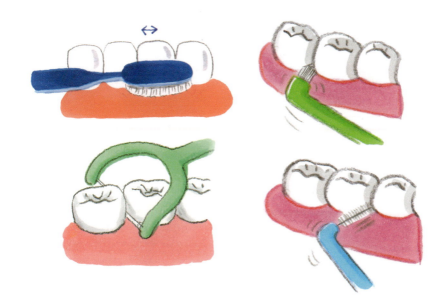

54.
メインテナンス

7章 インプラントのメインテナンス

　インプラントの長期にわたる健康維持のためにもっとも重要なことは、インプラントのメインテナンス（定期的なインプラントの検査とクリーニング）です。定期検診は2〜6ヵ月に一度行うのが目安ですが、人それぞれ違いますので担当医に聞いてみましょう。インプラント治療は自費診療ですから、定期検診も自費診療になります。

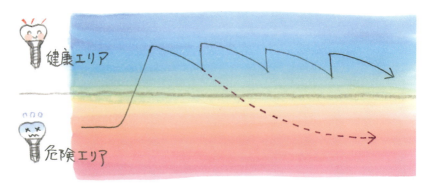

メインテナンスを受けた患者と受けなかった患者におけるインプラントの歯周病発生リスクの違い。

Costa FO, Takenaka-Martinez S, Cota LOM, Ferreira SD, Silva GLM, Costa JE. Peri-implant disease in subjects with and without preventive maintenance: a 5-year follow-up. J Clin Periodontol. 2012;39:173-181. 3.
Hultin M, Komiyama A, Klinge B. Supportive therapy and the longevity of dental implants: a systematic review of the literature. Clin Oral Implants Res. 2008;18(Suppl. 3):50-62

メインテナンスでのチェック項目
- □ 清掃状態
- □ ポケットの深さ
- □ ポケットからの出血
- □ ポケットからの排膿
- □ 骨吸収の状態(X線撮影)
- □ 動揺度
- □ 噛み合わせ
- □ 上部構造の変化
- □ 食片圧入（歯の間に食べ物が詰まる）
- □ その他

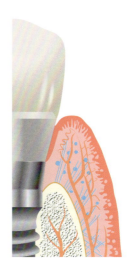

7章　インプラントのメインテナンス

メインテナンスで受ける内容
- ・クリーニング
- ・ブラッシング指導
- ・噛み合わせの調整
- ・食事指導
- ・その他

きちんとメインテナンスを受けて
インプラントを長持ちさせよう！

55. インプラントの歯周病

インプラント周囲粘膜炎

インプラント周囲の粘膜が炎症を起こしている状態。インプラント周囲粘膜から出血があったり、赤く腫れていたりする状態ですが、骨の吸収はともないません。治療により改善できます。

インプラント周囲炎

インプラント周囲粘膜炎が進行して、インプラントを支えている骨が吸収してしまった状態です。さまざまな治療法がありますが、外科的治療が必要になる可能性が高くなります。

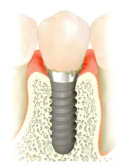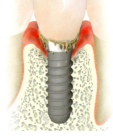

インプラント周囲粘膜炎（左）とそれが進行したインプラント周囲炎（右）。

インプラント周囲炎にならないためにもメインテナンスを受けよう！

Zitzman&Belglundh,4th Europian Workshop on Periodontology,2008
Atieh MA, Alsabeeha NH, Faggion CM Jr, Duncan WJ. The frequency of peri-implant diseases: a systematic review and meta-analysis. J Periodontol 2013;84(11):1586-1598.

56.
治療後の歯磨き

　インプラントに上部構造が装着された後、基本的には自分の歯と同様に磨きます。インプラント専用の歯ブラシや歯間ブラシ、フロス、タフトブラシ等も使ってみましょう。上部構造が特殊な形をしていて磨きにくい場合もあるため、衛生士さんなどからしっかりとした指導を受けましょう。

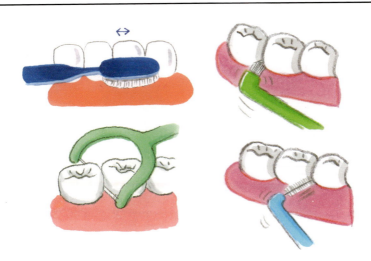

天然歯とほとんど同じだから磨きやすいね

花田信弘．特集　歯科のおすすめ歯ブラシ図鑑．nico 2009;6:9
土屋和子．特集　即効!フロス・テクニック．nico 2012;5:14

7章 インプラントのメインテナンス

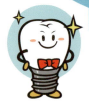

ぼくの名前は「オセオ・インプラント」
1965年スウェーデン生まれで
ブローネマルク教授がお父さんなんだ！
友だちが多くて、日本には30人くらい、
世界では数千人もいるんだよ！

ぼくの頭に硬い食べ物がぶつかって、
ものを噛んでもらうことが生きがいなんだ
みんなの役に立てているのが幸せだよ！

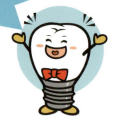

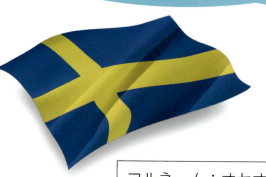

フルネーム：オセオ・インプラント
出身国：スウェーデン
生年月日：1965年9月29日
年齢： 53歳（2018年現在）
身長： 22.0mm
特技：生体親和

写真：jaboy/123RF

8章　インプラント治療に必要な書類

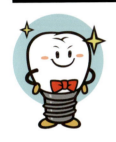

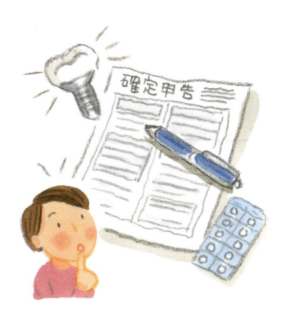

57. 必要な書類

インプラント治療においては、歯科医師と患者様とのやりとりが数多くあります。そこでこの章では確認のため、そして記録に残すための書類をまとめています。

治療前にも、治療後にも重要な内容ばかりですのでどうぞ大切に保管してください。この本のページだけで足りない場合は、コピーをして使ってください。

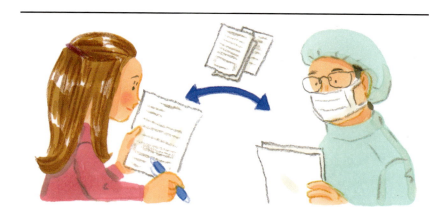

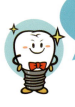

重要書類なので大切に保管しよう

インプラント術前の確認事項

✔ 正常　　✔ 注意　　✔ 問題あり

■注意すべき疾患
　□循環器疾患
　□呼吸器疾患
　□消化器疾患
　□代謝、内分泌系疾患
　□精神疾患
　□脳血管障害
　□血液疾患
　□自己免疫疾患
　□アレルギー疾患
　□特殊感染症
　□その他
■手術時およびインプラントと骨との結合に対するリスクが存在する可能性がある疾患および投薬、その他
　□糖尿病
　□骨粗鬆症
　□貧血
　□高血圧
　□チタンアレルギー
　□ビスフォスフォネート系服用
　□抗血栓療法を受けている
　□ステロイド薬服用
　□喫煙
　□その他

8章　インプラント治療に必要な書類

見積書

8章 インプラント治療に必要な書類

■ 精密検査　　　　　　　　円
- ☐ パノラマX線撮影
- ☐ デンタルX線撮影
- ☐ CT撮影
- ☐ 診断用模型
- ☐ 診断用ワックスアップ
- ☐ 口腔内写真
- ☐ その他

■ 手術　　　　　　　　　　円
- ☐ 抜歯+リッジプリザベーション
- ☐ 鎮静法
- ☐ 笑気麻酔
- ☐ 抜歯
- ☐ 骨造成
- ☐ 歯肉移植
- ☐ ソケットリフト
- ☐ サイナスリフト
- ☐ インプラント埋入手術　　本
- ☐ 仮歯
- ☐ その他

■ 二次手術　　　　　　　　円
- ☐ 二次手術
- ☐ 歯肉移植
- ☐ その他

■ 補綴治療　　　　　　　　円
1. アバットメント
   - ☐ メタル（既成）
   - ☐ メタル（カスタム）
   - ☐ ジルコニア（既成）
   - ☐ ジルコニア（カスタム）
   - ☐ その他
2. 上部構造
   - ☐ オールセラミック
   - ☐ メタルボンド
   - ☐ フルジルコニア
   - ☐ ハイブリッド
   - ☐ メタル
   - ☐ その他
3. 床義歯
   - ☐ 義歯
   - ☐ アタッチメント
   - ☐ 術者可撤式
   - ☐ その他

Plan 1

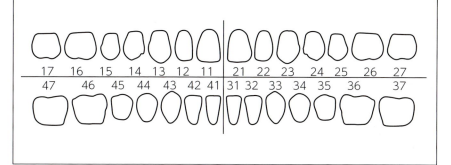

Plan 2

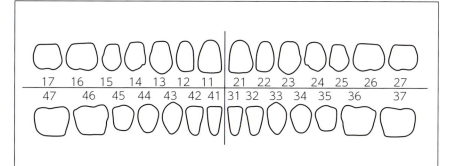

Plan 3

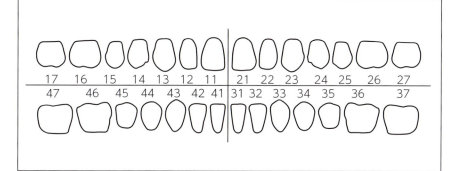

同意書

　今回、インプラント治療を行うこととなりました。
　治療が終了した折に今まで体験したことのない快適な食生活ができることと確信しております。
　しかし、治療においては高度な技術も要求されるのと同時に、生体の軟組織・硬組織には複雑な状況に稀に遭遇することも事実です。
　つきましては確認事項として下記同意書を読んで頂いた上で、自筆で署名をお願いいたします。
　ただ、下記の事が起こらないように十分配慮したうえで治療することはもちろんですが、万が一起こった場合、当方は誠心誠意それに対する治療に当たらせていただくことも付け加えておきます。

1.　私はオッセオインテグレーテッドインプラントシステムについて、その目的とその利点・欠点についての説明を受けました。

2.　私はこのインプラントシステムの外科処置で起こりうるところの危険性・合併症についての説明を受けました。

この危険性および合併症とは、一過性の唇、頬、歯肉、歯牙などの感覚麻痺、近接歯牙の損傷、上顎洞・鼻腔への穿孔、またこれらに対する炎症・疼痛・過敏症・組織治癒遅延・および術部顔面部の内出血です。

3.　私は喫煙、飲酒による組織治癒の遅延およびインプラントの骨結合不全を起こすことを理解しております。

4.　手術中に、インプラントを埋め込むのに十分な骨の存在および部位がない場合には、インプラントの手術を中止し、断念することを了解しております。

8章　インプラント治療に必要な書類

5. 私はこのインプラントの手術が複雑で結果が予想通りに成功しない場合もあることを理解しております。その場合、再手術に応じます。

6. 手術終了後、完全に意識および体調が整うまで、自転車・自動車などの運転をいたしません。

7. 処方された薬剤の服用により、下痢・吐き気・眠気・咳・湿疹などの一時的な副作用が現れることがあります。この場合、医師の指示に従います。

8. 術前、術中、術後にX線撮影および記録写真撮影を行うことを了解しております。

9. オッセオインテグレーテッドインプラントの手術を希望し、手術に同意するとともに、必要な場合には医師の指示に従います。

10. インプラントは少なくとも半年に一回、定期検診をしないと長期的にみた場合にあらゆる問題が生じやすくなることを理解しました。

11. 今後の治療により咬合の不調和、顎関節の障害、頭痛、肩から首や顔面の筋肉の異常が出てくることがあることを理解しました。

12. 私の知る限りの精神的、身体的な既往歴を正確に報告しました。

施術医院名 _____

　　　　　年　　　月　　　日

住所 _____

氏名 _____（サイン）

インプラント手帳

8章 インプラント治療に必要な書類

クリニック名 _____

住所　〒 _____

_____

電話番号 _____

担当医 _____

記入年月日 _____ 年 _____ 月 _____ 日

患者氏名 _____　性別 ____

生年月日 _____　年齢 ___歳

住所　〒 _____

_____

電話番号 _____

アレルギー _____

既往疾患 _____

抗血栓薬の服用（薬剤名） _____

ＢＰ系薬の服用（薬剤名） _____

その他 _____

_____

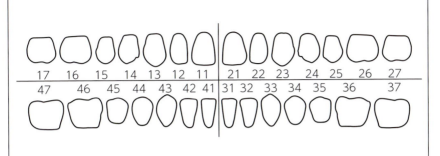

No.	部位	装着日	直径/長さ	固定様式	メーカー名
例	36	2015/2/13	4.0/11	F	
1					
2					
3					
4					
5					
6					
7					
8					

S：スクリュー固定
T：セメント仮固定
F：セメント永久固定

8章 インプラント治療に必要な書類

品番ラベル

シールを貼ってください

保証書

8章 インプラント治療に必要な書類

_____殿

カルテ No._____

以下の治療について保証いたします。

部位 _____
内容
_____

保証期間 _____年_____月_____日より_____年間

保証期間内に上記の治療において通常の使用で破損、脱落など使用に耐えない状態等になった場合に当院の責任において無料にて修理、再製作させていただきます。
ただし、次のような場合、一部または全額有料になることがありますので御注意ください。

1） 通常使用ではなく不注意、事故等による場合。
2） 全身疾患、投薬等で口腔内の状態が大きく変化してしまった場合。
3） 当院の指示が行われていなかった場合。
4） 定期検診を受けていなかった場合。

医療費控除

　医療費控除とは、その年の1月1日から12月31日までに支払った医療費（本人と生計をひとつにする家族分）が10万円を超える場合に一定の金額の所得控除を受けることができる制度です。交通費や他の医療機関での医療費も合計できます。
　所得により税率が異なりますので下図を参考にしてください。
　医療費控除を受ける時は確定申告が必要です。
　また、平成29年の確定申告から領収書の提出が不要となりました。その代わり、「医療費控除の明細書」の添付が必要となりました。

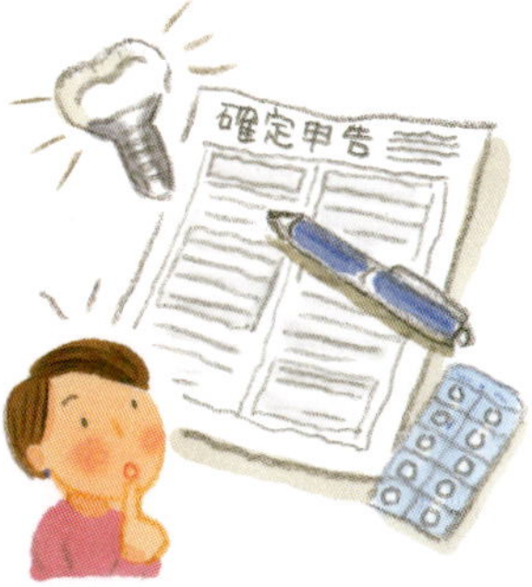

課税される所得金額	税率
195万円以下	5%
195万円を超え　330万円以下	10%
330万円を超え　695万円以下	20%
695万円を超え　900万円以下	23%
900万円を超え　1,800万円以下	33%
1,800万円を超え　4,000万円以下	40%

［平成28年4月1日現在法令等］
所得税の税率は、分離課税に対するものなどを除くと、5%から45%の7段階に区分されています。

国税庁．所得税の税率（https://www.nta.go.jp/taxanswer/shotoku/2260.htm）．

メインテナンス表

✔ 正常　　✔ 注意　　✔ 問題あり

頑張って記録しよう

```
_____年___月___日
部位 _____

□清掃状態
□ポケットの深さ
□ポケットからの出血
□ポケットからの排膿
□骨吸収の状態(X線)
□動揺度
□噛み合わせ
□上部構造の変化
□食片圧入（歯間に食物が詰まる）
□その他
_____
```

```
_____年___月___日
部位 _____

□清掃状態
□ポケットの深さ
□ポケットからの出血
□ポケットからの排膿
□骨吸収の状態(X線)
□動揺度
□噛み合わせ
□上部構造の変化
□食片圧入（歯間に食物が詰まる）
□その他
_____
```

```
_____年___月___日
部位 _____

□清掃状態
□ポケットの深さ
□ポケットからの出血
□ポケットからの排膿
□骨吸収の状態(X線)
□動揺度
□噛み合わせ
□上部構造の変化
□食片圧入（歯間に食物が詰まる）
□その他
_____
```

```
_____年___月___日
部位 _____

□清掃状態
□ポケットの深さ
□ポケットからの出血
□ポケットからの排膿
□骨吸収の状態(X線)
□動揺度
□噛み合わせ
□上部構造の変化
□食片圧入（歯間に食物が詰まる）
□その他
_____
```

8章　インプラント治療に必要な書類

8章 インプラント治療に必要な書類

_____ 年 ___ 月 ___ 日
部位 _____

☐清掃状態
☐ポケットの深さ
☐ポケットからの出血
☐ポケットからの排膿
☐骨吸収の状態(X線)
☐動揺度
☐噛み合わせ
☐上部構造の変化
☐食片圧入（歯間に食物が詰まる）
☐その他

_____ 年 ___ 月 ___ 日
部位 _____

☐清掃状態
☐ポケットの深さ
☐ポケットからの出血
☐ポケットからの排膿
☐骨吸収の状態(X線)
☐動揺度
☐噛み合わせ
☐上部構造の変化
☐食片圧入（歯間に食物が詰まる）
☐その他

_____ 年 ___ 月 ___ 日
部位 _____

☐清掃状態
☐ポケットの深さ
☐ポケットからの出血
☐ポケットからの排膿
☐骨吸収の状態(X線)
☐動揺度
☐噛み合わせ
☐上部構造の変化
☐食片圧入（歯間に食物が詰まる）
☐その他

_____ 年 ___ 月 ___ 日
部位 _____

☐清掃状態
☐ポケットの深さ
☐ポケットからの出血
☐ポケットからの排膿
☐骨吸収の状態(X線)
☐動揺度
☐噛み合わせ
☐上部構造の変化
☐食片圧入（歯間に食物が詰まる）
☐その他

_____ 年 ___ 月 ___ 日
部位 _____

☐清掃状態
☐ポケットの深さ
☐ポケットからの出血
☐ポケットからの排膿
☐骨吸収の状態(X線)
☐動揺度
☐噛み合わせ
☐上部構造の変化
☐食片圧入（歯間に食物が詰まる）
☐その他

_____ 年 ___ 月 ___ 日
部位 _____

☐清掃状態
☐ポケットの深さ
☐ポケットからの出血
☐ポケットからの排膿
☐骨吸収の状態(X線)
☐動揺度
☐噛み合わせ
☐上部構造の変化
☐食片圧入（歯間に食物が詰まる）
☐その他

監著：原田和彦（はらだ・かずひこ）
　1982年　日本大学松戸歯学部　卒業
　1987年　東京都千代田区　開業

著者：安藤啓成（あんどう・ひろなり）
　2003年　日本歯科大学歯学部　卒業
　2012年　原田歯科クリニック　勤務

著者：徳永耕一郎（とくなが・こういちろう）
　2007年　昭和大学歯学部　卒業
　2015年　原田歯科クリニック　勤務

QUINTESSENCE PUBLISHING
日本

絵で見る！　患者さんのための一生使える　インプラントガイドブック

2018年2月10日　第1版第1刷発行

監　　著	原田和彦
著　　者	安藤啓成／徳永耕一郎
発 行 人	北峯康充
発 行 所	クインテッセンス出版株式会社

　　　　　東京都文京区本郷3丁目2番6号　〒113-0033
　　　　　クイントハウスビル　電話(03)5842-2270(代表)
　　　　　　　　　　　　　　　　(03)5842-2272(営業部)
　　　　　　　　　　　　　　　　(03)5842-2276(編集部)
　　　　　web page address　http://www.quint-j.co.jp/

印刷・製本　大日本印刷株式会社

©2018　クインテッセンス出版株式会社
Printed in Japan
ISBN978-4-7812-0605-9 C3047

禁無断転載・複写
落丁本・乱丁本はお取り替えします
定価は表紙に表示してあります